DU SPIROPHORE

APPAREIL DE SAUVETAGE

POUR LE TRAITEMENT DE L'ASPHYXIE

ET PRINCIPALEMENT

DE L'ASPHYXIE DES NOYÉS ET DES NOUVEAU-NÉS

Par M. le Dr WOILLEZ

Membre de l'Académie de médecine,
Médecin de l'hôpital de la Charité.

PARIS

ADRIEN DELAHAYE, LIBRAIRE-ÉDITEUR

PLACE DE L'ÉCOLE-DE-MÉDECINE

1876

DERNIERS OUVRAGES

DE L'AUTEUR

Dictionnaire de diagnostic médical, comprenant le diagnostic raisonné des maladies, leurs signes, les méthodes d'exploration, et l'étude du diagnostic par organe et par région. *Seconde édition.* 1 vol. in-8° de 1,120 pages, avec 310 figures, 1870.

Traité clinique des maladies aiguës des organes respiratoires. 1 vol. in-8° de XII-646 pages, avec 93 figures sur bois et 8 planches en chromolithographie, 1872. (*Ouvrage couronné par l'Institut.* — Prix Montyon, 1872.)

EN PRÉPARATION

Traité clinique de percussion et d'auscultation. 1 vol. in-18, avec figures.

DU SPIROPHORE

APPAREIL DE SAUVETAGE

POUR LE TRAITEMENT DE L'ASPHYXIE

Lorsque l'on se trouve en présence d'un asphyxié, l'indication fondamentale est de faire pénétrer un air pur dans la profondeur des poumons; car aussitôt que cette pénétration a lieu, l'échange des gaz qui constitue l'hématose, et par suite la circulation sanguine, reprennent leur énergie, la chaleur revient, et le retour à la vie est bientôt complet.

Le meilleur instrument ou appareil de sauvetage, à ce point de vue, est donc celui au moyen duquel on reproduit le mieux l'acte de la respiration naturelle, sans que l'on doive négliger les moyens accessoires de traitement, dont je n'ai pas à m'occuper ici.

Les divers procédés d'insufflation de bouche à bouche, ou à l'aide de tubes ou de soufflets, quelque ingénieux qu'ils soient, n'agissent pas comme la respiration naturelle, dont le mécanisme peut être réduit à deux conditions fondamentales connexes :

1° L'agrandissement ou l'expansion de la cage thoracique, et par suite des poumons qu'elle renferme, par le soulèvement de ses parois et l'abaissement du diaphragme;

2° La pénétration de l'air extérieur dans les voies respiratoires où cet air se précipite par son propre poids, sans que sa pénétration ait jamais lieu par l'action d'une force autre que la force uniforme de la pesanteur atmosphérique.

Telles sont les conditions fondamentales que l'on doit imiter; mais c'est ce qu'il est impossible d'obtenir par les moyens de sauvetage mis en usage. Je ne nie pas l'utilité de ces méthodes, mais je signale leur insuffisance au point de vue théorique et pratique.

L'appareil que je dénomme *spirophore* me semble avoir résolu le problème de la respiration artificielle, conformément aux deux principes que je viens de rappeler; c'est ce que l'on verra plus loin. J'ai été conduit à son invention par une suite de recherches scientifiques que je dois rappeler d'abord sommairement, pour en montrer l'enchaînemént. Je donnerai ensuite la description du spirophore; puis je passerai successivement en revue les expériences qui en ont démontré les avantages; les conditions et les circonstances dans lesquelles il peut être utile, en insistant sur son utilité particulière pour le sauvetage des noyés et le retour à la vie des nouveau-nés en état de mort apparente; et enfin je terminerai par l'exposé sommaire des règles à suivre pour l'emploi de cet appareil.

I. Historique

Dès l'année 1854, il y a plus de vingt ans, je déposais sous pli cacheté, à l'Académie des sciences (Institut de France), la description d'un appareil qui était l'application primitive du principe de respiration artificielle, d'après lequel a été construit plus tard le spirophore.

Je faisais remarquer alors que l'insufflation avec des soufflets plus ou moins perfectionnés, qui avaient servi jusque-là pour produire la circulation artificielle de l'air dans le poumon au point de vue de la reproduction sur le cadavre des bruits d'auscultation médicale, constituait un moyen contre nature ou anti-physiologique. Je disais dans cette note, qui a été décachetée et lue publiquement à l'Institut, le 19 avril 1875 :

« Jusqu'à présent, les expériences tentées ont été infructueuses, parce qu'elles n'ont pas été faites dans des conditions semblables à celles que présentent les organes vivants.

« Ainsi, on a insufflé plus ou moins fortement le poumon, pour faire artificiellement pénétrer l'air dans les voies aériennes... Mais en ayant recours à ce procédé, on a oublié :

« 1° Que, pendant la vie, jamais la force de pénétration de la colonne d'air dans le poumon n'est supérieure à celle de la pesanteur atmosphérique, force dépassée de beaucoup par l'insufflation;

« 2° Que la cause première de la pénétration n'est pas l'effort de l'air, mais bien l'expansion du tissu pulmonaire par le jeu des muscles dilatateurs de la cavité thoracique, dilatation dont la pénétration de l'air n'est que la conséquence.

« J'ai construit un appareil qui m'a donné des résultats plus décisifs, et qui répond aux deux principales conditions ci-dessus énoncées. Avec cet appareil, c'est la distension générale du poumon qui fait pénétrer l'air dans les conduits aériens, par le seul fait de la pesanteur atmosphérique.

« Cet appareil consiste simplement en une caisse que l'on peut fermer hermétiquement, et qui contient le poumon, dont la bronche principale communique avec l'air extérieur à l'aide d'un tube. Un des côtés de la caisse est disposé en une sorte de soufflet qui permet de faire le vide dans son intérieur à volonté, et qui fait ainsi dilater le poumon et pénétrer l'air dans les vides aériens, avec les conditions de force, de vitesse et de rhythme qu'il plaît à l'observateur d'employer. »

Ce premier appareil, produisant la respiration artificielle du poumon par aspiration de l'air confiné dans la caisse, était de construction défectueuse. C'est à M. Collin, fabricant d'instruments de chirurgie et successeur de Charrière, que je dus un nouveau *spiroscope*, avec lequel je pus faire des expériences sur la physiologie du poumon, que j'exposai l'an dernier à l'Académie de médecine (*Bulletin,* 1875, *séance du* 20 *avril*).

Ce spiroscope se compose d'un manchon de cristal, comme le montre la figure 1re, manchon d'un assez grand diamètre pour contenir un seul ou les deux

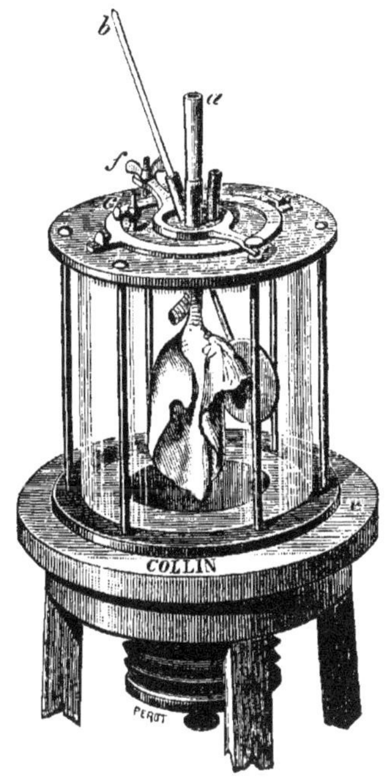

Fig. 1.

poumons. Il est fermé supérieurement par un couvercle traversé par un tube. Un poumon, fixé intérieurement sur ce tube par son conduit principal, se dilate par la pénétration de l'air extérieur, dès que l'on pratique l'aspiration de l'air confiné dans le manchon, en tirant sur le soufflet cylindrique établi à sa base. Si les deux poumons y sont suspendus par la trachée, leur expansion est la même.

Ce que cet appareil fait pour le poumon d'un cadavre, c'est-à-dire la reproduction de la respiration physiologique, le spirophore le fait pour la poitrine entière. De part et d'autre, c'est l'aspiration qui remplace l'action musculaire dilatatrice, et, de part et d'autre, l'air pénètre dans la profondeur des poumons par le fait seul de la force de pesanteur de l'atmosphère.

Cette force est nécessairement dépassée par tous les modes d'*insufflation* des voies respiratoires, puisqu'il faut que cette insufflation surmonte la force de pesanteur de l'atmosphère qui agit extérieurement, soit sur le poumon isolé, soit sur la poitrine entière, s'il s'agit d'un cadavre ou d'un noyé.

Je dois dire que M. Collin, dont le concours m'a été si utile, en confectionnant le spirophore sur mes indications, me paraît avoir aussi bien réussi que pour mon spiroscope, à produire un appareil qui effectue avec la plus grande facilité la respiration artificielle.

Lorsque je déposai ma note à l'Institut, en 1854, personne, que je sache, n'avait eu l'idée d'employer l'aspiration extérieure pour faire artificiellement pénétrer l'air dans les poumons.

II. Description de l'appareil

Mon spirophore, comme le montre la figure 2, consiste en un cylindre de zinc ou de tôle assez volumineux pour recevoir le corps d'un adulte jusqu'au cou. Ce cylindre, presque horizontalement placé, un peu incliné, est muni de roulettes F qui

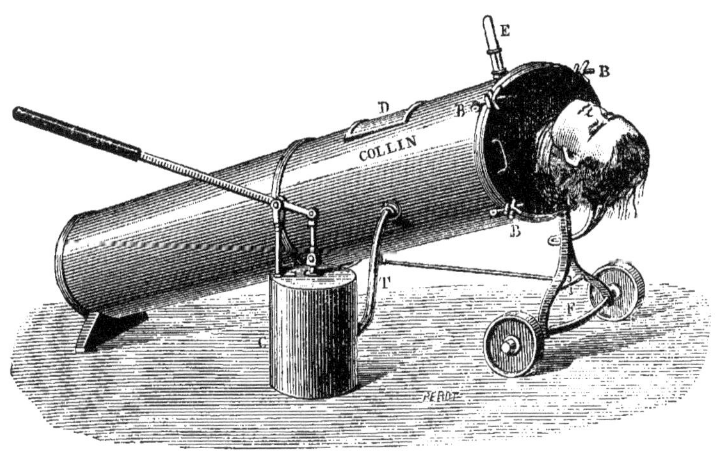

Fig. 2.

permettent de le traîner rapidement là où il est nécessaire. Il est hermétiquement clos inférieurement, et ouvert supérieurement; c'est par cette ouverture supérieure que l'on y glisse le corps du patient sur une sorte de claie munie de galets, puis l'on ferme l'ouverture supérieure autour du cou, à l'aide d'un diaphragme que l'on fixe sur les bords de l'ouverture avec un système d'écrous B,B,B, faciles à manier rapidement. La tête, restée libre au dehors, repose sur un support approprié, comme le montre la figure. Une toile imperméable et flottante, dépendant du diaphragme obturateur, est maintenue autour du cou, contre la mâchoire inférieure, pour éviter, autant que possible, le passage de l'air extérieur dans l'intérieur de l'appareil au moment où l'on y pratique l'aspiration.

L'air, confiné ainsi dans l'appareil autour du corps du patient, peut rapidement en être en partie soustrait, à l'aide d'un puissant soufflet aspirateur C, d'une capacité d'environ 20 litres, et situé en dehors de la caisse principale, avec laquelle il communique à l'aide du tube T; on fait agir ce soufflet à l'aide d'un levier qui s'abaisse et s'élève, pour pratiquer l'aspiration et la propulsion de l'air contenu dans l'intérieur de l'appareil.

Enfin, pour faciliter les expériences, une glace translucide D a été placée à la partie antérieure de l'appareil, pour permettre de voir fonctionner la poitrine pendant l'expérimentation, et au-dessus, il a été fixé un petit tube de verre E communiquant seulement avec l'intérieur de la caisse, sur laquelle il se visse, et dans lequel on peut suivre le va-et-vient d'une tige libre qui doit appuyer perpendiculairement sur le sternum du sujet.

De même que, dans le spiroscope, on voit le poumon qu'il renferme se dilater dès que l'air est raréfié dans l'intérieur du manchon de cristal, de même la poitrine entière se dilate dès que l'on fait un vide analogue dans le cylindre du nouvel appareil.

Sans que nous ayons eu réciproquement connaissance de nos travaux, M. Ebersold (d'Interlaken) et moi, nous avons cherché, chacun de notre côté, à utiliser pour la respiration artificielle le principe de l'aspiration extérieurement aux poumons. Si j'ai construit, dès 1854, le premier appareil basé sur ce principe fondamental en opposition avec le principe de l'insufflation, le docteur Ebersold a décrit, sur le même principe, en 1873, un appareil analogue applicable au traitement de l'asphyxie, mais dans lequel il s'agit d'une caisse remplie d'eau chaude, dans laquelle le patient est plongé jusqu'au cou, et où l'aspiration sur la masse d'eau confinée dans l'appareil est pratiquée à l'aide d'une pompe aspirante et foulante. L'appareil est clos vers la tête par une sorte de bonnet en caoutchouc, analogue au *passe-montagne* par sa forme.

Un semblable appareil, nécessitant de l'eau chaude, et ne pouvant que très-difficilement empêcher cette eau de s'échapper vers la tête du patient, est certainement ingénieux en théorie; mais il ne saurait être utilisé dans la pratique comme le spirophore, dont je vais démontrer l'opportunité.

III. **Expériences**

Les expériences suivantes démontrent que le spirophore que je viens de décrire remplit parfaitement son but, qui est de faire fonctionner la poitrine inerte comme la poitrine vivante, en provoquant, par l'aspiration, une respiration artificielle semblable à celle qui est due à la contraction vitale des muscles respirateurs.

Première expérience. — Je me suis placé dans l'intérieur de l'appareil pour en constater par moi-même les effets. Ma poitrine étant au repos après une expiration, et ma glotte restant ouverte, je fais signe de l'œil pour qu'on fasse l'aspiration. L'abaissement graduel du levier ne produisant pas d'effet sensible, sans doute par suite de la pénétration d'une certaine quantité d'air au niveau du cou, je recommande d'abaisser brusquement le levier au moment que j'indique, et aussitôt je fais malgré moi une inspiration brusque, bruyante, et quand on relève le levier (ce qui refoule dans l'appareil l'air qui en a été soustrait par le soufflet), je fais de même une expiration involontaire.

Une semblable inspiration suivie d'expiration, l'une et l'autre forcées, se répétèrent plusieurs fois avec le même succès.

Cette première expérience démontrait bien que

l'appareil produisait artificiellement l'inspiration et l'expiration. Cependant elle était insuffisante à divers points de vue. Il fallait agir sur un corps inerte, comme l'est celui d'un asphyxié, pour obtenir des résultats convaincants. L'expérimentation sur le cadavre devait nous les fournir, comme on va le voir.

Deuxième expérience. — Cette expérience sur le cadavre fut faite le 25 avril dernier, à l'hôpital de la Charité. Le corps était celui d'un homme âgé de trente-cinq ans, décédé dans le cours d'une maladie chronique, et par suite très-amaigri. La rigidité cadavérique était générale et complète. Après avoir comprimé le thorax en divers sens pour en assouplir autant que possible les parois, le corps fut glissé dans l'intérieur de l'appareil.

La fermeture en étant opérée, l'on pratiqua toutes les trois ou quatre secondes l'abaissement brusque du levier destiné à produire l'inspiration, puis son relèvement correspondant à l'expiration. Or, chaque pression brusque du levier faisait manifestement dilater la poitrine. Je dis manifestement, car la glace translucide placée en avant, vis-à-vis la partie supérieure du tronc, permettait de voir à la fois non-seulement le soulèvement bien prononcé des côtes et du sternum, mais encore le soulèvement de l'épigastre, ce qui montrait que le diaphragme était entraîné et agrandissait la poitrine dans ce sens comme il le fait pendant la vie. Le soulèvement visible de l'avant-bras droit, qui se trouvait placé par hasard en demi-flexion au-dessous de l'ombilic, démontrait aussi que l'abaissement du diaphragme avait lieu.

En même temps que s'effectuait cette dilatation de la poitrine en tous sens, la tige appuyant sur la partie moyenne du sternum était soulevée d'un centimètre à chaque inspiration factice, ce qui démontrait mathématiquement le soulèvement de la poitrine en avant.

M. le docteur Rigal, médecin des hôpitaux, qui se trouvait alors à la Charité, a été témoin de cette expérience, et a constaté les résultats que je viens d'exposer.

Quelle quantité d'air pouvait pénétrer dans la poitrine par cette manœuvre au moment de chaque inspiration provoquée? C'était un point du problème intéressant et nécessaire à élucider. Il aurait été facile de le résoudre en fixant dans la trachée du cadavre un tube communiquant avec un réservoir d'air gradué; mais la mort dans ce cas ne remontait qu'à douze heures, et nous dûmes ajourner cette recherche, qui fut le sujet des deux expériences suivantes.

Troisième expérience (faite le 10 mai dernier). — Une jeune femme, âgée de vingt-trois ans, était morte depuis quarante heures, trois jours après un accouchement, pendant lesquels elle avait été atteinte d'accidents éclamptiques graves, avec perte continue de connaissance et respiration stertoreuse. Le corps avait un certain embonpoint, et il n'y avait plus de rigidité cadavérique qu'aux membres.

Un tube métallique d'un centimètre de diamètre seulement fut fixé dans l'intérieur de la trachée, après la section de ce conduit au-dessous du larynx.

Le cadavre étant alors glissé dans l'appareil, un tube en caoutchouc fit communiquer ce tube métallique avec l'air contenu dans un flacon de verre gradué et renversé sur la cuve à eau.

Tout étant ainsi disposé, l'abaissement brusque du levier aspirateur fait dilater admirablement la poitrine. La tige appuyée sur le sternum se soulève de 12 millimètres; on voit les côtes s'écarter, et l'épigastre ainsi que l'ombilic se soulever, comme pendant une large inspiration naturelle, tout s'abaissant et revenant en place quand on relève le levier. Cette respiration artificielle est répétée environ douze à quinze fois par minute.

L'examen du réservoir d'air montrait qu'à chaque inspiration, près d'un litre de ce fluide (dix-neuf vingtièmes de litre) pénétrait dans la poitrine. Ainsi, environ 12 à 14 litres d'air purent être facilement introduits en une minute dans les profondeurs des poumons, et, si cette respiration artificielle eût continué pendant dix minutes, c'est 120 à 140 litres d'air qu'on aurait fait circuler dans ces organes! Ce résultat me surprit d'autant plus que les poumons devaient être fortement congestionnés, vu la cause de la mort.

Cette hyperhémie pulmonaire fut en effet démontrée par l'autopsie. Les poumons étaient, en outre, sans la moindre rupture ou déchirure, soit à leur surface, soit dans leur intérieur.

Cette expérience m'a paru résoudre d'une manière complète le problème que je m'étais posé. Elle a pu être faite en présence de deux honorables collègues, MM. le professeur Gosselin et le docteur Empis, attachés comme moi à l'hôpital de la Charité. Je puis au besoin invoquer leur témoignage.

Quatrième expérience. — J'ai voulu savoir comment agirait l'appareil sur le cadavre d'un phthisique arrivé à la dernière période de sa maladie, et dont les poumons devaient offrir un champ des plus étroits à la respiration saine. Cet homme avait succombé dans une de mes salles.

La mort remontait à vingt-huit heures. L'émaciation était extrême, et il n'y avait pas de rigidité cadavérique prononcée. Les mêmes dispositions que dans l'expérience précédente furent prises. Je dois seulement faire remarquer que le placement du tube dans la trachée montra que les cavités aériennes étaient encombrées de mucosités purulentes jusqu'au larynx.

La première inspiration provoquée fut d'un quart de litre d'air, et l'expiration qui suivit ne parvint pas à expulser cet air de la poitrine par suite de l'abondance des mucosités dans les bronches ; mais les mouvements respiratoires suivants firent chaque fois entrer et sortir 3/8 de litre d'air, comme l'indiquait le verre gradué qui le contenait. En somme, il avait pénétré 5/8 ou plus d'un demi-litre d'air, se renouvelant en grande partie à chaque mouvement respiratoire.

Les inspirations étaient manifestement assez puissantes pour faire pénétrer l'air dans la profondeur des poumons, malgré l'abondance des mucosités obstruant les vides aériens, puisque, après trois ou quatre mouvements respiratoires, ces mucosités étaient expulsées avec bruit sous forme de grosses bulles, au moment de chaque expiration, de l'extrémité du tube débouchant dans le réservoir d'air, quoique ce tube eût environ 1^{m},50 de longueur.

Cette expulsion des mucosités intra-pulmonaires me semble donner à cette expérience une importance capitale; car elle montre de quelle utilité pourrait être l'emploi du spirophore pour combattre l'asphyxie si fréquemment due à l'accumulation des mucosités intra-bronchiques.

La quantité d'air inspiré par le cadavre dans cette expérience (plus d'un demi-litre) doit être notée, non-seulement parce que les mucosités encombraient les cavités aériennes, mais encore parce que les poumons, examinés anatomiquement après l'expérience, devaient résister à l'introduction de l'air dans leur intérieur. Ils étaient, en effet, entièrement adhérents aux parois costales et, tellement infiltrés de tubercules presque dans toute leur étendue, qu'ils formaient deux masses compactes, sans la moindre élasticité. Il n'y existait qu'une seule caverne inégale, qui aurait pu contenir une noix, quoique le tissu pulmonaire ne fût sain que dans une très-petite étendue, au bord du lobe supérieur du poumon droit. Pas plus que chez la femme de la précédente expérience, nous n'avons trouvé de rupture ou de déchirure dans les poumons.

Telles sont les expériences que j'ai communiquées à l'Académie de médecine, le 20 juin dernier, en lui présentant mon spirophore. Sur le désir qui m'en fut alors exprimé, j'annonçai que, le lendemain, je me mettrais, entre 8 et 10 heures du matin, à la disposition de mes collègues, pour les rendre témoins, à l'hôpital de la Charité, d'une nouvelle expérience. Une quarantaine de médecins, d'élèves, et quelques membres de l'Académie, MM. Vulpian, Hérard et Chéreau, entre autres, après MM. Gosselin et Empis, ont constaté par eux-mêmes les résultats suivants :

Cinquième expérience. — Je n'avais à ma disposition qu'un cadavre qui semblait choisi pour que cette épreuve pût contredire, si cela était possible, les résultats de mes précédentes expériences. En effet, j'agissais sur le corps d'un vieillard de 66 ans, dont les parois thoraciques offraient, par conséquent, une rigidité naturelle peu favorable aux dilatations artificielles de la poitrine, et, de plus, cet homme était mort d'une maladie du cœur, avec des poumons encombrés de mucosités qu'avaient révélées les râles humides généralisés constatés dans les derniers temps de la vie.

Néanmoins, tout étant disposé comme dans mes précédentes expériences, les assistants ont constaté les faits suivants :

A chaque abaissement du levier, le sternum, les

côtes et l'épigastre se soulevaient simultanément. En même temps, le réservoir d'air montrait qu'un litre d'air, parfois plus (1 litre 1/8), pénétrait à chaque inspiration provoquée. Enfin, les parties soulevées, cage thoracique et épigastre, s'abaissaient par suite de la sortie hors des poumons de la même quantité d'air, quand on relevait lentement le levier.

Cette expérience est donc venue démontrer, comme l'ont fait les précédentes, qu'avec le spirophore on pratique la respiration artificielle comme je l'ai annoncé.

CRITIQUES ET OBJECTIONS

Cependant, plusieurs objections, plusieurs critiques m'ont été adressées, soit pendant la durée de cette expérience, soit dans la Presse médicale. Plusieurs personnes ont également proposé des modifications plus ou moins ingénieuses, relativement au volume et à la lourdeur de l'appareil. Je ne parlerai pas des modifications que le spirophore, comme tout appareil nouveau, peut comporter; car, pour le moment, la question est de savoir si, tel qu'il est, il remplit son but, ce qui ne me paraît pas pouvoir être contesté au point de vue expérimental. Au point de vue de son application pratique, on a exprimé des craintes que je ne crois pas fondées, mais que je dois examiner et discuter.

On a pensé d'abord que, chez l'asphyxié soumis à l'action du spirophore, il pourrait survenir des troubles de la circulation du sang analogues à ceux que provoquent les grandes ventouses de Junod, et déterminer, par suite, une anémie cérébrale mortelle.

La comparaison, d'abord, n'est pas juste : les choses se passent différemment dans les ventouses Junod et dans le spirophore. Dans les grandes ventouses, la rupture de l'équilibre de l'air confiné ne peut provoquer rien autre chose que la dilatation des vaisseaux capillaires, en déplaçant, au détriment des organes situés en dehors de la ventouse, et notamment du cerveau, une masse de sang plus ou moins considérable, ce qui peut produire la syncope par anémie cérébrale. Mais le membre sur lequel agit l'aspiration ne contient aucune cavité communiquant librement avec l'atmosphère, et par laquelle l'équilibre tende à s'effectuer directement, comme cela se passe dans mon appareil en activité. Ici, on fait le vide autour du corps, où se trouve le thorax, c'est-à-dire une cage élastique, extensible, dont les cavités ramifiées correspondent directement avec l'atmosphère par des conduits béants. Il est clair, et toutes les expériences le démontrent, que la rupture d'équilibre ayant lieu entre l'air extérieur et celui de la caisse, c'est en se précipitant dans les cavités pulmonaires ouvertes que l'air extérieur obéira à la tendance du vide. Cependant, comme, dans ma dernière expérience, il ne pénétrait qu'un litre d'air par cette voie, tandis que l'on en pouvait soustraire de la caisse environ 20 litres par l'abaissement du levier, on a pensé que l'aspiration non satisfaite pourrait agir par succion sur les vaisseaux capillaires.

On oublie, dans cette objection spécieuse, une chose essentielle dont il faut pourtant tenir grand compte. C'est que, dans le jeu de mon appareil, la toile imperméable maintenue autour du cou du patient par un assistant, ne s'oppose jamais assez complétement à la pénétration de l'air extérieur dans la caisse au moment de l'aspiration, pour que cette aspiration ne soit pas grandement atténuée dans sa force, dès que la poitrine a été dilatée. La preuve en a été donnée aux assistants de la dernière expérience, pendant laquelle il se produisait souvent, au moment de l'inspiration, une sorte de ronflement étrange dont on cherchait la cause, et qui était dû à la pénétration de l'air au voisinage du cou. La tension de l'air de la caisse en était donc nécessairement diminuée. Cela nous explique l'innocuité pratique de l'inspiration opérée par le spirophore, innocuité bien évidente d'ailleurs, puisque ni moi, ni M. Collin, ni plusieurs de ses ouvriers, qui avons subi à plusieurs reprises les aspirations de l'appareil, n'en avons éprouvé la moindre sensation anomale, soit dans d'autres parties du corps que la poitrine, soit dans la tête. Il n'y a donc pas à redouter l'anémie cérébrale, comme on a pu le penser. Il n'y a d'ailleurs qu'à songer à ce fait que la pénétration de l'air dans les poumons réveille la circulation cardiaque, pour traiter de chimérique la crainte d'une anémie cérébrale mortelle.

On a également émis l'hypothèse que l'appareil

aspirait et faisait pénétrer de l'air extérieur dans l'estomac et même dans les intestins, par l'œsophage, en même temps que dans les poumons par la trachée. On peut dire que cette objection est un peu fantaisiste. Cette pénétration ne pourrait en effet s'effectuer qu'à la condition de la béance du conduit œsophagien; car, pour que l'écartement des parois de l'estomac ait lieu par la pénétration de l'air, cette béance est indispensable, au lieu de l'accolement des parois de l'œsophage sur toute sa longueur. Autant vaudrait craindre de voir l'air s'introduire dans le gros intestin par l'anus, ou dans la vessie par l'urèthre, au moment des aspirations de l'appareil. Cela n'est pas plus possible que de faire pénétrer, dans la cavité d'un soufflet hermétiquement clos, de l'air extérieur par un conduit de baudruche mouillée.

N'oublions donc pas que la béance naturelle des voies respiratoires supérieures est la condition essentielle du succès obtenu par l'aspiration effectuée sur la poitrine pour produire la respiration artificielle, et qu'aucun autre système organique ne présente cette condition nécessaire.

Remarquons encore que, chez l'enfant nouveau-né, l'air que l'insufflation pousse quelquefois dans l'estomac le distend en soulevant l'épigastre, mais sans en pouvoir sortir, par suite de l'accolement des parois de l'œsophage. Il en résulte que l'épigastre reste distendu. Il en serait certainement de même chez l'adulte si l'air extérieur pouvait arriver dans l'estomac : l'air qui y serait entré n'en ressortirait pas. Tandis que mes expériences montrent parfaitement que si l'épigastre est soulevé au moment de chaque aspiration, il s'affaisse comme les côtes au moment de chaque expiration. C'est donc l'abaissement du diaphragme et son ascension alternatifs qui produisent le soulèvement et l'affaissement de l'épigastre.

Je ne fais que rappeler l'inconvénient que l'on a paru redouter de la distension forcée des gaz contenus naturellement dans le tube digestif : c'est une idée préconçue dont la réalité n'est démontrée par rien.

Si d'ailleurs on en venait, dans la pratique, à constater dans l'usage du spirophore des inconvénients quelconques, dus à une trop grande force d'aspiration de l'appareil, l'abaissement moins complet du levier, et le relâchement, pendant chaque expiration, de la toile imperméable maintenue autour du cou, y remédieraient facilement.

Je maintiens donc que l'aspiration pratiquée avec le spirophore, dans le but d'opérer la respiration artificielle, fait pénétrer l'air dans les poumons seulement, et que la dépression subie par l'air confiné autour du corps qui est placé dans l'appareil, est trop peu prononcée, et trop fugace d'ailleurs, pour avoir des inconvénients sensibles.

IV. Accidents ou affections asphyxiques qui peuvent réclamer l'emploi du spirophore.

Voyons maintenant dans quelles conditions l'emploi de ce nouvel appareil est indiqué. Ces conditions sont nombreuses.

Il y a d'abord deux genres d'asphyxie très-communs, dont le traitement réclamera le plus souvent son emploi : l'asphyxie des noyés, et celle des enfants nouveau-nés.

Asphyxie des noyés. — On sait que la mort par asphyxie ne survient que lorsque tout l'oxygène contenu dans le sang est consommé, et que cette absorption complète est plus lente chez l'homme que chez les animaux, l'échange gazeux de l'hématose étant plus actif chez ces derniers. Cette différence physiologique permet d'agir efficacement sur les noyés après un plus long temps qu'on ne pourrait le croire, d'après des expériences faites sur les animaux. Aussi est-il de règle de ne pas désespérer de rappeler les hommes noyés à la vie, même lorsque l'on peut craindre que la mort soit réelle.

Sans entrer dans les détails bien connus des secours donnés aux noyés, je m'arrête à l'indication fondamentale de leur traitement, qui est de faire pénétrer de l'air pur dans la profondeur des poumons, où s'effectue l'échange des gaz, qui enlève au sang son carbone pour le remplacer par de l'oxygène. Tous les autres moyens sont accessoires.

On opère cette introduction de l'air, soit par insufflation avec ou sans tube laryngien, de bouche à bouche ou à l'aide d'un soufflet, soit en comprimant la poitrine de diverses manières, et en laissant revenir brusquement ses parois à leur position normale.

On a fait observer que l'air insufflé de bouche à bouche est un air vicié, puisqu'il a servi déjà à la respiration de l'opérateur, et qu'il est dépouillé, par conséquent, d'une quantité assez notable de son oxygène remplacé par de l'acide carbonique (1). D'un autre côté, l'emploi du soufflet, qui insuffle de l'air plus pur, expose au grave danger des ruptures du tissu pulmonaire, parce que la force de pénétration de l'air n'agit pas également dans toute l'étendue des poumons, et parce que cette force de pénétration est toujours supérieure à celle de la pesanteur atmosphérique, puisqu'il faut vaincre cette dernière pour soulever les parois thoraciques.

L'insuffisance ou le danger de ces manœuvres ont frappé certains esprits ingénieux, Marshal-Hall, ainsi que plusieurs autres observateurs, qui ont cherché à faire pénétrer l'air dans la poitrine par

(1) Cet air est nuisible de deux manières. D'abord, il est moins riche en oxygène que l'air atmosphérique, puisqu'il en contient près d'un quart en moins (4,87 sur 20,9 pour 100), tandis qu'il renferme à peu près autant d'acide carbonique (4,26), qui remplace l'oxygène absent. En second lieu, le sang en contact avec cet air vicié se débarrasse moins facilement de son carbone.

des manœuvres extérieures, en vue d'imiter autant qu'il leur était possible le mécanisme physiologique.

Ces procédés, on doit le remarquer, ont une insuffisance relative évidente, quelque ingénieux qu'ils soient. Par la compression puis le relâchement du thorax, on n'agit que sur l'air dit résidual que contient la poitrine à l'état de repos : on chasse d'abord une faible portion de cet air résidual, et lorsque les parois reprennent leur position première, on ne fait pénétrer que le complément de cet air à la place de celui que l'on vient d'expulser, sans faire véritablement dilater la poitrine par un mouvement inspiratoire.

Il en est tout autrement avec l'appareil que je préconise, et qui produit, je le répète, des mouvements d'inspiration absolument semblables aux inspirations normales, en faisant pénétrer avec rapidité et sans aucun inconvénient une quantité d'air pur supérieure à celle des inspirations moyennes ordinaires; seulement les contractions musculaires sont remplacées par l'aspiration extérieure, qui s'opère sur l'air confiné dans l'appareil.

Quoique le spirophore n'ait pas encore été utilisé pour un noyé, on peut certainement prédire qu'on en obtiendra des effets très-prompts contre l'asphyxie par submersion, parce que l'air qui pénètre dans la poitrine arrive dans toutes les profondeurs des voies aériennes simultanément, et qu'il peut y être renouvelé, comme dans l'état normal, dix-huit fois par minute. En supposant seulement un demi-litre d'air artificiellement inspiré par le patient à chaque abaissement du levier (quantité d'air bien inférieure à celle de nos expériences), cet abaissement du levier étant opéré dix-huit fois par minute, on fera traverser les poumons par 90 litres d'air en dix minutes, et par conséquent par près de 19 litres d'oxygène (18^{l},81) pendant le même temps de dix minutes. Après un quart d'heure de manœuvre régulière, on aura fait inhaler 135 litres d'air ou 28 litres d'oxygène (28^{l},21). Si alors la respiration naturelle ne s'est pas opérée, évidemment c'est que le noyé est bien mort.

Le spirophore a, dans ce cas, l'avantage de permettre d'affirmer que la mort est réelle.

Asphyxie des nouveau-nés. — Le spirophore des adultes est beaucoup trop volumineux pour servir aux nouveau-nés; un appareil de petites dimensions, dont nous donnons le dessin (fig. 3), suffit au traitement de leur asphyxie, et il n'est besoin pour faire l'aspiration que d'un soufflet cylindrique adapté à la caisse, et semblable à celui du spiroscope.

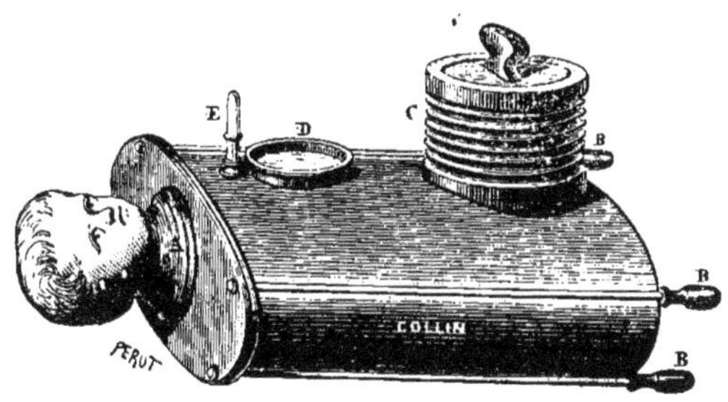

Fig. 3.

On ne doit pas oublier que l'on a constaté que les nouveau-nés en état d'asphyxie pouvaient être rappelés à la vie plusieurs heures après leur naissance, même après avoir été jetés dans des mares et même dans des fosses d'aisance. Aussi recommande-t-on de combattre l'asphyxie même lorsque le temps écoulé depuis la naissance est assez considérable pour faire croire à une mort réelle. On attribue à l'existence du trou de Botal et du canal artériel, qui font que le sang n'a pas à traverser le poumon, cette persistance de la vie latente du nouveau-né.

On emploie habituellement ici les mêmes moyens de traitement que pour l'asphyxie des adultes, mais principalement l'insufflation pulmonaire pratiquée de bouche à bouche; car par l'emploi des soufflets, les déchirures des poumons, ainsi que la pénétration de l'air dans l'estomac par le conduit œsophagien, paraissent être beaucoup plus à redouter.

Comme pour les noyés, on peut objecter à l'insufflation pratiquée de bouche à bouche la viciation de l'air employé. Quoique l'on soit en droit de répondre que cet air a été habituellement suffisant pour ramener l'enfant à la vie, on peut affirmer qu'il ne suffira pas toujours; et l'on ne niera pas qu'un air pur ne soit préférable à de l'air qui a perdu un cinquième au moins de son oxygène, remplacé par une quantité à peu près égale d'acide carbonique.

Cependant M. le professeur Depaul, dans la séance académique du 20 juin, a trouvé que cette altération de l'air était insignifiante, et que je faisais trop bon marché de l'insufflation pratiquée avec le tube de Chaussier. Auteur d'un mémoire important déjà ancien *Sur l'insufflation de l'air dans les voies aériennes chez les enfants qui naissent dans un état de mort apparente* (1), notre savant collègue s'est montré le partisan trop exclusif de cette méthode, en niant à tort les dangers de l'insufflation.

Au point de vue physiologique, l'insufflation, quel que soit son mode d'application, n'est pas le meilleur moyen de respiration artificielle pour les nouveau-nés. J'ai démontré avec le spiroscope que l'insufflation expérimentale était irrationnelle lorsqu'elle était pratiquée pour reproduire sur le cadavre les bruits d'auscultation, l'air pénétrant mal, inégalement dans les différentes parties du poumon, et la force d'insufflation étant supérieure à la force de la pesanteur atmosphérique, qui agit seule dans la respiration normale : on ne saurait trop le répéter.

Il en est de l'insufflation thérapeutique pratiquée sur les nouveau-nés comme de l'insufflation expérimentale. C'est un rapprochement si logique, que j'en trouve des preuves dans le travail même de mon savant collègue. On y voit que l'insufflation la plus méthodique ne fait pénétrer l'air dans les poumons que d'une manière incomplète. Une de ses observations (obs. II) nous montre un nouveau-né mort après une heure d'insufflation, et qui offrit des poumons qui n'étaient pas entièrement pénétrés par l'air insufflé, quoique l'insufflation eût été pratiquée

(1) *Journal de chirurgie*, 1845.

avec persévérance, ce qui donna à M. Depaul le regret d'avoir peut-être poussé l'air avec trop de timidité. De plus, en pratiquant l'insufflation sur des poumons n'ayant pas respiré, M. Depaul a été frappé « de la force avec laquelle il fallait pousser l'air pour produire la dilatation de toutes les vésicules. »

Il en a été de même, en 1873, à la Maternité de Paris. Dans une observation rapportée dans le *Bulletin de la Société anatomique* (3e série, t. VIII, p. 784), par le docteur Pinard, les poumons d'un nouveau-né, mort après deux heures d'insufflation méthodiquement pratiquée d'après la méthode de M. Depaul, n'ont présenté qu'un tiers seulement du tissu pulmonaire qui fût pénétré par l'air. Les faits de ce genre sont maintenant bien connus et sont loin d'être rares.

En présence de tels faits, je pense qu'au lieu d'invoquer, avec mon honorable collègue, l'obstruction de quelques bronches pour expliquer la persistance de l'atélectasie, on doit attribuer plutôt l'imperfection de la pénétration de l'air à l'insuffisance du procédé de *propulsion*, et que la méthode d'*aspiration* pratiquée au niveau de la poitrine convient mieux pour faire arriver l'air plus profondément dans les poumons, comme le montrent mes expériences sur les cadavres d'adultes.

Ce qui prouve encore que l'insufflation, telle qu'on la pratique, est un procédé imparfait, quoique j'accorde à M. Depaul qu'avec son imperfection relative, ce procédé a rendu et pourra rendre encore de grands services, c'est qu'*il faut longtemps* pour faire pénétrer l'air dans les poumons, une demi-heure au moins, et d'autres fois une ou plusieurs heures. En outre, on s'expose assez souvent à léser les poumons.

M. Depaul affirme, bien à tort, que l'insufflation peut être employée sans le moindre danger. J'ai le regret, avec d'autres de mes collègues, de ne pouvoir partager son enthousiasme pour l'insufflation. Elle a des dangers, non constants sans doute, mais bien réels dans certains cas, même quand elle est pratiquée avec les précautions qu'il a si bien indiquées. Ces dangers doivent être d'autant moins rares, que les personnes appelées le plus souvent à la pratiquer, comme les sages-femmes et les praticiens des campagnes, sont loin d'avoir l'habileté du savant professeur d'accouchements.

Des faits de déchirure et d'emphysème du poumon comme accidents de l'insufflation ont été observés par un certain nombre d'auteurs qu'il a cités. Le travail inséré dans le *Bulletin de la Société anatomique*, cité plus haut, et qui a été inspiré par notre collègue M. Tarnier, chirurgien en chef de la Maternité, contient des faits probants.

Chez un nouveau-né, mort après deux heures d'insufflation pratiquée suivant les règles prescrites, et dont j'ai parlé à la page précédente, l'air n'avait pénétré que dans un tiers des poumons, et *il y avait de nombreuses déchirures* donnant lieu à un *emphysème interstitiel et sous-pleural*.

Dans un autre fait, recueilli comme le précédent

à la Maternité, l'insufflation pratiquée pendant six heures avec des intervalles, avait produit encore des déchirures du poumon avec un emphysème tellement prononcé, que la plèvre viscérale était presque complétement soulevée, et que l'air avait pénétré près du hile dans le médiastin.

Ainsi, lorsque l'on pratique timidement l'insufflation pulmonaire chez les nouveau-nés, on peut ne pas distendre les poumons suffisamment; et si on la pratique longtemps ou avec énergie, on peut produire un emphysème par rupture.

Je suis loin de vouloir conclure de ces faits que l'insufflation doit être absolument abandonnée; car je reconnais volontiers, avec notre honorable collègue M. Depaul, que l'insufflation a pu opérer des espèces de résurrections; mais cela n'empêche nullement d'en reconnaître les imperfections et les inconvénients, et de chercher les moyens de les éviter. C'est ce que j'ai fait avec le spirophore, qui me paraît devoir rendre de meilleurs services que l'insufflation, même la plus méthodique.

V. Règles à suivre pour l'emploi du spirophore

Si l'on ne peut transporter immédiatement le corps du noyé dans le local où se trouve le spirophore, c'est l'appareil que l'on rapproche du corps. Le spirophore, en effet, est construit de façon à pouvoir être transféré rapidement d'un lieu à un autre. En saisissant la poignée fixée à l'extrémité inférieure, il roule à la moindre traction. En attendant, on donne au noyé les soins immédiats que l'on connaît et que je n'ai pas à rappeler.

On étend le patient jusqu'au cou sur la claie de l'appareil, et l'on arc-boute ses pieds sur la traverse mobile, qui empêche le corps de trop s'enfoncer dans la caisse. Cette claie chargée du corps étant glissée dans le tube, on met en place la cloison qui clôt le spirophore, en faisant d'abord passer la tête par l'ouverture de ce diaphragme, et l'on fixe ce dernier à l'aide des écrous articulés (fig. 2, B, B, B). On appuie la tête sur son support, et l'on visse le tube T de l'aspirateur sur la caisse.

Tout cela étant disposé en moins de temps qu'il n'en faut pour l'écrire, on pratique la respiration artificielle.

Pour cette partie importante de l'opération, on fait maintenir autour du cou, en la rapprochant de la mâchoire, la toile flottante de la cloison, et l'on abaisse rapidement et sans crainte le levier de l'aspirateur ; on le relève ensuite doucement, et l'on réitère ces deux mouvements toutes les trois ou quatre secondes environ, de manière à imiter le rhythme de la respiration naturelle.

Le noyé doit revenir à lui et respirer par lui-même bien plus rapidement que par l'emploi de tout autre procédé. Lorsque le retour des mouvements spontanés de la respiration s'effectuent, on peut au besoin abaisser le levier pendant les mouvements d'inspiration du patient, ou bien on laisse flotter simplement la toile que l'on maintient appliquée autour du cou, et l'on retire ensuite le patient de l'appareil pour lui donner les soins que sa position réclame.

Je ne pense pas qu'il y ait à s'inquiéter, avec la liberté des narines, de l'état de la langue pendant le fonctionnement du spirophore. Si elle était volumineuse, on pourrait cependant l'attirer hors de la bouche en la saisissant avec un linge, après avoir préalablement maintenu les mâchoires écartées avec un bouchon, pour rendre plus facile la pénétration de l'air dans les poumons.

Nouveau-nés. — Lorsque le nouveau-né sera en état de mort apparente, on glissera le corps de l'enfant, enveloppé préalablement d'un lange de laine chaud, dans l'intérieur de l'appareil destiné aux nouveau-nés (fig. 3) ; on passera la tête par l'ouverture de la cloison obturatrice, en fixant au moyen des écrous B,B,B, cette cloison sur les tiges qui lui correspondent; puis, en maintenant la tête de la main gauche, qui tiendra en même temps appliquée autour du cou la toile A de la cloison, l'opérateur fera l'aspiration et la propulsion avec le soufflet C, pour faire pénétrer l'air dans les poumons de l'enfant et produire la respiration, en ayant soin d'opérer des inspirations plus rapides que les aspirations.

Quoique la cause de l'état de mort apparente du nouveau-né ne soit pas toujours l'asphyxie, on ne doit pas hésiter à employer le spirophore infantile, soit pour établir la respiration régulière, soit pour s'assurer que tout secours est inutile et que la mort est réelle. Si, en effet, la respiration artificielle n'est pas rapidement suivie de la cessation de l'état de morte apparente, c'est qu'une lésion organique mortelle empêche que le nouveau-né puisse être rappelé à la vie.

CONCLUSIONS

1° L'appareil de sauvetage que je crois devoir dénommer spirophore, en faisant dilater extérieurement la poitrine par l'élévation du sternum en avant, par le soulèvement des côtes et par l'abaissement simultané du diaphragme, me paraît être très-supérieur à tous les moyens employés jusqu'ici pour faire pénétrer l'air dans les poumons dans les cas d'asphyxie.

2° Il peut reproduire à volonté l'inspiration et l'expiration aussi fréquemment que dans l'état normal.

3° Il fait pénétrer, à chaque inspiration, dans la profondeur des voies aériennes, une quantité d'air supérieure à celle de la respiration moyenne physiologique.

4° Son emploi est toujours sans danger, parce

que, quelle que soit la vitesse de pénétration de l'air dans les vides aériens, cette pénétration se fait également partout dans les poumons, et qu'elle n'a jamais lieu par une force supérieure à celle de la pesanteur atmosphérique.

5° C'est principalement pour combattre l'asphyxie des noyés et celle des nouveau-nés que le spirophore pourra être plus fréquemment utilisé.

6° Dans la plupart des autres genres d'asphyxie, soit accidentelle, soit due aux progrès ou aux complications de certaines maladies, ou aux inhalations du chloroforme, etc., cet appareil pourra rendre de sérieux services.

TABLE DES MATIÈRES

Paris. — Imprimerie Félix Malteste et Ce, rue des Deux-Portes-Saint-Sauveur, 22.

Paris. — Imprimerie Félix Malteste et Cie, 22, rue des Deux-Portes-St-Sauveur.

www.ingramcontent.com/pod-product-compliance
Ingram Content Group UK Ltd.
Pitfield, Milton Keynes, MK11 3LW, UK
UKHW020506180726
13839UKWH00004B/1937

9 782329 463469